LES

BAINS THERMAUX

AU POINT DE VUE

HISTORIQUE, PHYSIOLOGIQUE, HYGIÉNIQUE

ET MÉDICAL

Par P∴ BLANCHON

PRIX : **50** CENTIMES

PARIS

AUX BAINS D'ANGOULÊME

Rue Pierre-Levée, 4

ET CHEZ TOUS LES LIBRAIRES

1866

LES

BAINS THERMAUX

AU POINT VUE

HISTORIQUE, PHYSIOLOGIQUE, HYGIÉNIQUE

ET MÉDICAL

Par P. BLANCHON

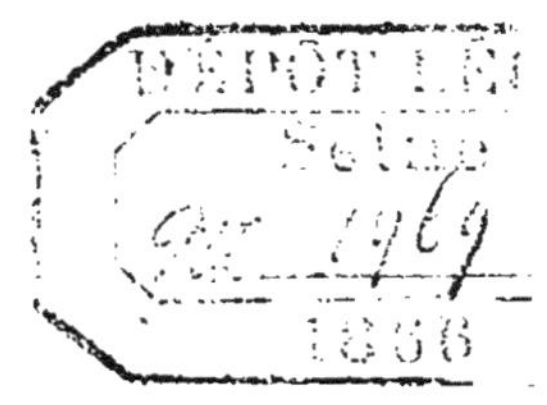

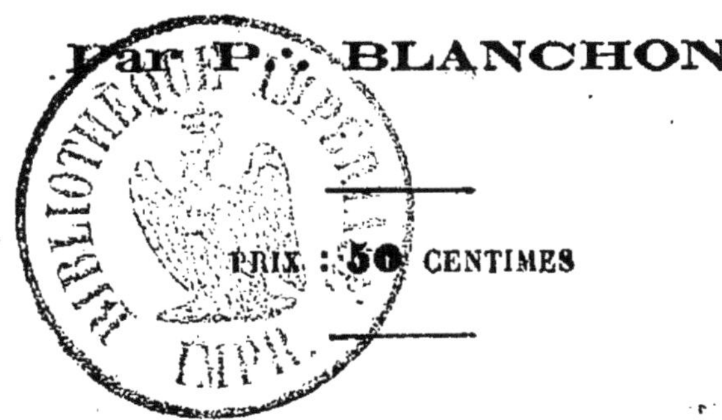

PRIX : 50 CENTIMES

PARIS

AUX BAINS D'ANGOULÊME

Rue Pierre-Levée, 4

ET HEZ TOUS LES LIBRAIRES

1866

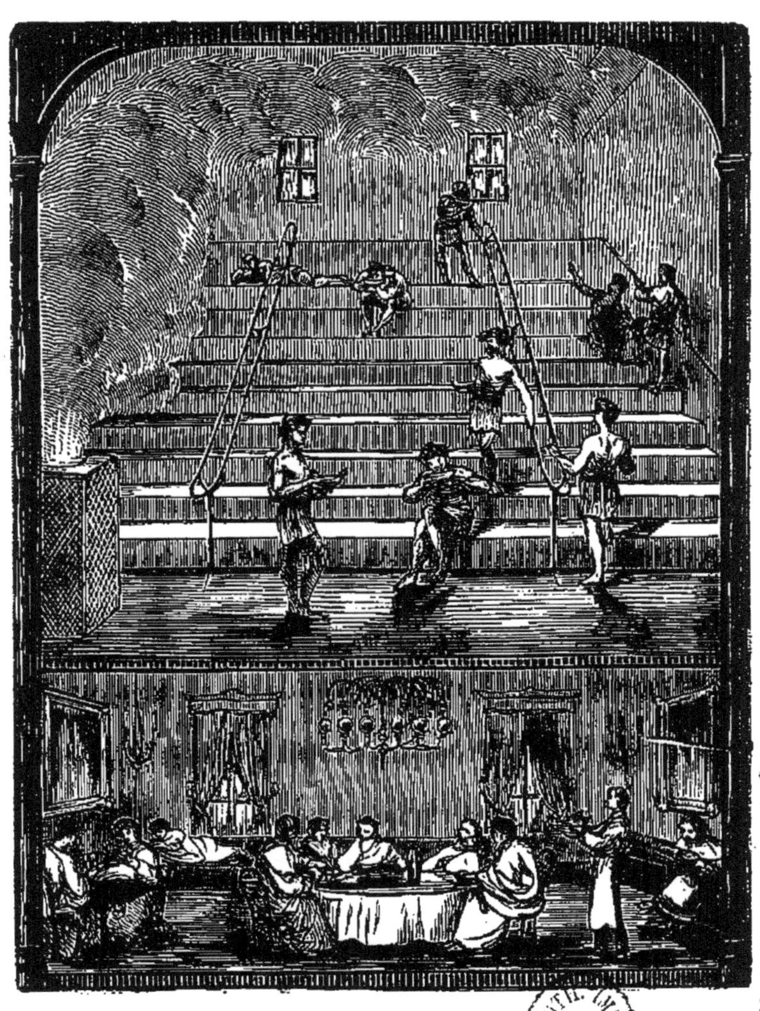

Étuve commune. — Salon de repos.

AVANT-PROPOS

Ce livre a été simplement écrit pour répondre
aux questions qui nous sont journellement
adressées sur l'origine des bains thermaux, sur
les effets physiologiques et médicinaux de
l'hydrosudopathie ainsi que sur l'établissement
que nous avons contribué à fonder, *rue Pierre-
Levée*, et qui rend déjà de si grands services
dans ce quartier populeux.

Fort peu savant nous même, et ignorant le
pourquoi de la plupart des pratiques balnéatoires que nous voyons tous les jours appliquées
devant nous, ces questions nous trouvaient à
l'origine très embarrassé pour y répondre.
Nous comprîmes alors qu'il ne nous suffisait
pas d'avoir confié la construction de l'établissement et des appareils qui y fonctionnent à

un ingénieur habile et de nous éclairer, pour sa direction, des conseils de médecins d'un grand savoir, qu'il y avait pour nous une tâche plus grande que celle de simple administrateur industriel à remplir, et que, pour bien l'accomplir, nous avions beaucoup à apprendre.

Nous nous mîmes résolûment à l'œuvre. Nous lûmes tout ce qui a été écrit sur l'hydrothérapie (1), science née d'hier, et sur la balnéation, qui remonte à l'antiquité la plus reculée, et nous fûmes étonné d'arriver à cette conclusion assez inattendue pour nous, qu'entre les thermes égyptiens grecs, romains, orientaux et les *bains* u *Angoulême*, il n'y a d'autres différences que celles qui naissent naturellement des mœurs et de l'architecture des différentes époques et des différents peuples : les mêmes moyens balnéatoires étant appliqués dans les uns et dans les autres, avec ce seul avantage réel, par l'établissement de la *rue Pierre-Levée*, des ressources nouvelles

(1) Art de guérir par l'eau.

que la science et l'industrie modernes ont fournies pour la construction et l'installation de ses appareils.

L'action physiologique, hygiénique et médicale des bains thermaux ou hydrosudopathiques dut être surtout pour nous l'objet d'une étude particulière. Bien connaître cette action et apprécier sa portée, était le seul moyen de donner une impulsion progressive à notre établissement, de lui faire rendre tous les services qu'on est en droit d'en attendre. On a déjà publié beaucoup d'écrits remarquables sur la matière ; malheureusement la langue scientifique a toujours beaucoup d'obscurité pour le vulgaire, il faut avoir déjà un certain savoir pour la comprendre, et ce n'est qu'en nous éclairant des explications verbales que nous ont bien voulu donner des médecins éminents, et des observations que nous avons été à même de faire sous leur direction, que nous avons pu apprécier toute la portée des bains thermaux au point de vue de l'hygiène et toute l'importance qu'avaient pour la santé publique les établissements hydrosudopathiques.

Nous croyons aujourd'hui que la manière la meilleure de répondre aux nombreuses questions qu'on nous adresse, c'est de résumer en quelques pages notre savoir de fraîche date et de traduire dans le langage le plus simple et le plus clair possible ce qu'ont dit mieux que nous les maîtres qui font autorité dans la science. Nous ne sommes ici que l'interprète fidèle de leurs idées. Nous n'y faisons que reproduire leurs opinions, répéter leurs affirmations, traduire en langue vulgaire des enseignements qu'ils ont si brillamment revêtus du langage scientifique.

Que le lecteur veuille bien nous tenir compte de cet aveu et qu'il ne voie dans cet opuscule que l'œuvre d'un directeur d'établissement qui fait tout pour être utile et agréable à ses clients, mais qui saura se garder toujours de toute prétention littéraire ou scientifique qu'il sait ne pouvoir soutenir.

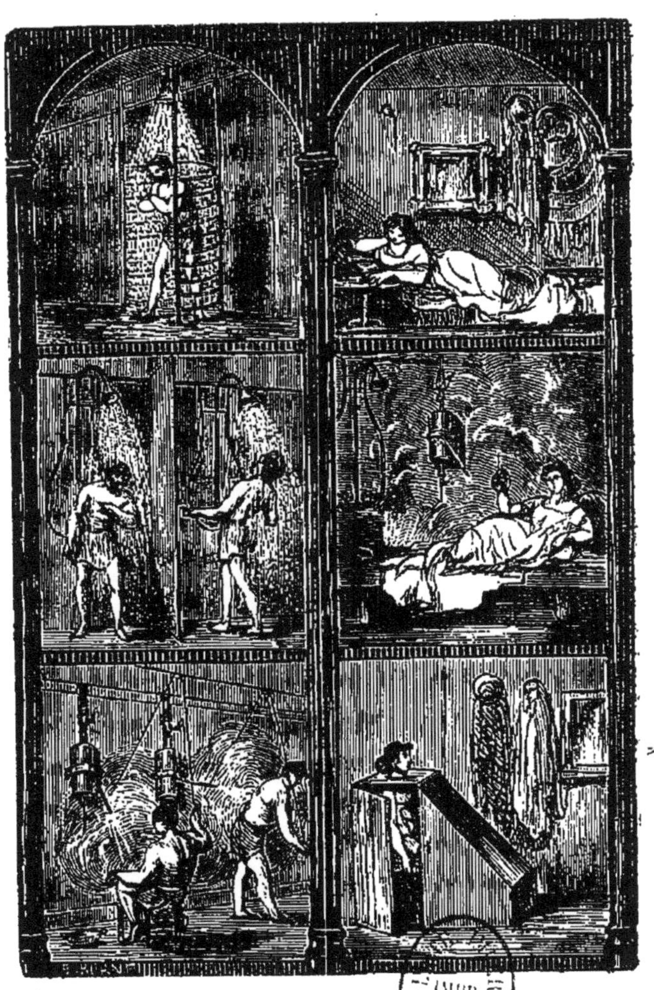

Douches. — Bains russes. — Fumigations.

LES BAINS THERMAUX

HYDROSUDOPATHIE

I

VINCENT PRIESTNITZ. — LE PREMIER ÉTABLISSE-
MENT HYDROTHÉRAPIQUE AU GREFFEMBERG. —
LA SCIENCE MODERNE ET LES PRATIQUES AN-
CIENNES.

Le voyageur qui, parcourant la Silésie au-
trichienne, eût suivi, le 4 juillet 1816, quel-

ques heures après le lever du soleil, l'étroit sentier qui conduisait alors de Poykoltz au sommet du Greffemberg, aurait rencontré un groupe de paysans portant d'un pas triste un brancard sur lequel gisait ensanglanté et sans donner signe de vie un jeune homme, presque un enfant. Ce jour-là même, Vincent Priestnitz accomplissait sa dix-septième année. Avant l'aube, il avait quitté, sur un cheval fougueux, la maison paternelle pour aller inviter quelques amis à fêter ce joyeux anniversaire. Le cheval s'était emporté et l'avait jeté dans un ravin, après l'avoir traîné à travers champs et marqué le fer de ses pieds sur sa face. Outre un grand nombre de contusions dangereuses et une large blessure au front, il avait deux côtes brisées. Un chirurgien appelé chercha en vain à réunir les deux parties des os fracturés, et, après l'avoir fait cruellement souffrir, se retira en déclarant la guérison impossible.

Vincent Priestnitz était né avec un esprit d'observation et un génie naturel remarquables; le peu d'éducation qu'il avait reçue avait

encore développé ces qualités. Ayant remarqué
dès son adolescence qu'on guérissait facilement les entorses et les tumeurs aux pieds des
chevaux en les bouchonnant avec l'eau froide,
il pensa que le même moyen pourrait être
aussi efficace pour sa blessure. Fatigué de
souffrir, il se lève et s'appuyant au dos d'une
chaise, il parvient malgré la douleur à rappro-
cher les deux parties des côtes fracturées, puis
se fait un bandage avec des linges qu'il tient
constamment mouillés. Il se traite ainsi lui-
même et on est fort étonné de le voir peu de
temps après sur pied, bien portant et sans que
sa personne conservât la moindre trace du ter-
rible accident.

L'hydrothérapie était découverte.

Après un résultat aussi satisfaisant, Vincent
Priestnitz crut devoir appliquer le système qui
lui avait si bien réussi, au traitement des frac-
tures, des contusions et même des maladies
ordinaires qui atteignent les paysans; les gué-
risons qu'il opérait lui valurent dans la mon-
tagne la réputation de sorcier; de tous côtés
on accourait au jeune paysan médecin; bien-

tôt l'Allemagne entière fut remplie du bruit de ses cures merveilleuses.

Peu à peu, Vincent Priestnitz fixa les principes de sa méthode, qu'il basa sur la SUDATION provoquée par différents moyens ; l'emploi de l'eau froide à l'intérieur et à l'extérieur, l'exercice, et un régime alimentaire abondant pour que le malade ait la force de rejeter la matière *peccante*.

En 1830, Vincent Priestnitz obtint du gouvernement autrichien l'autorisation d'ouvrir son établissement de Greffemberg, aux malades accourus de tous les pays pour chercher une guérison qu'ils avaient vainement demandée aux moyens ordinaires. Bientôt d'autres établissements se formèrent sur le modèle de celui de Greffemberg. En 1842, l'Allemagne en possédait déjà quarante, l'Angleterre et l'Amérique, un grand nombre. Plusieurs étaient ouverts à Paris et aux environs. Partout les résultats furent les mêmes, nombreux et salutaires, malgré l'ignorance, l'empirisme et l'insuffisance de moyens qui régnaient dans l'appltcation d'une méthode nouvelle, créée par un homme de génie, il est vrai, mais manquant de toute donnée scientifique, absolu et exclusif dans son idée comme tout créateur de système.

L'étrangeté des moyens employés étonna d'abord et trouva beaucoup d'incrédules, ce qui fit beau jeu à la critique vulgaire.—Quelle étrange prétention, en effet, de guérir par la chose qui engendre le plus fréquemment les maladies! — Faire passer un malade, sans transition, du chaud au froid, et aller contre les plus sages prescriptions de l'hygiène, en plongeant dans l'eau froide les gens en sueur. — Un tel système devait donner les résultats les plus funestes! Cependant les personnes atteintes d'affections aiguës les plus graves, d'affections chroniques les mieux ancrées revenaient du Greffemberg, d'Ilmenau, de Lauterberg, de Hohenstein le corps dispos et bien portant, proclamant les avantages de la méthode nouvelle, et devant ces preuves vivantes, ces témoignages si éloquents, les adversaires les plus obstinés se bornaient à dire : « On ne la loue si démesurément que parce qu'elle ne produit pas de mauvais résultats. »

— Critique fort judicieuse assurément et que méritent bien peu de systèmes médicaux.

Malgré les témoignages des historiens et des écrivains les plus connus, la pratique médicale semblait, en effet, avoir presque oublié le rôle important que la sudation, les frictions et les bains jouaient dans la thérapeutique des anciens, et semblait ignorer que, pendant six cents ans, Rome ne connut pas d'autre médecine que ses bains ou ses thermes, et que l'Orient, le pays de la tradition immuable, n'a jamais abandonné aucune de ces salutaires pratiques.

Cependant, dans le dernier siècle, la science commençait à se débarrasser des erreurs et des ignorances que l'expérience et les rêves des alchimistes avaient si longtemps fait peser sur elle. Le monde et les académies se préoccupèrent beaucoup des cures merveilleuses relatées dans les Mercures du temps, et opérées à Malte par un moine qui guérissait les malades, même les fiévreux venus d'Afrique et des Lagunes, en les plongeant en sueur dans des bains froids. Sydenham, Marcard, Gionnini, cherchaient à donner aux affusions et aux bains l'importance médicale qu'ils méritent ; et après eux les enseignements des Alibert, des Récamier, des Rostan, s'efforcèrent d'en étendre la pratique.

Mais il fallut que le génie de l'abrupte paysan allemand créât de toutes pièces l'hydrothérapie ou plutôt l'*hydrosudopathie* (1), pour que cet antique système reprît rang dans la science et les habitudes populaires, en forçant, par l'étonnement et la renommée, les barrières que lui opposaient le mauvais vouloir et le préjugé.

Aujourd'hui, le progrès est accompli, et si Paris ne voit pas encore s'élever quelques-uns de ces édifices qui furent une des splendeurs de la Rome impériale et que se plut à orner la munificence des Césars, toutes les classes de la population se pressent déjà dans les commodes établissements où, sans un luxe inutile, mais avec tout le confortable qu'on peut désirer, s'accomplissent toutes les pratiques indi-

(1) L'art de guérir par la sueur et l'eau.

2

quées par la balnéation antique et l'hydrosudopathie moderne.

Et si, aujourd'hui, une description fidèle des
anciens bains romains sous les yeux, on visite
l'établissement de la *rue Pierre-Levée*, pour-
tant si modeste, — lorsque l'imagination le
compare aux thermes dont les ruines impo-
santes attestent encore le séjour des Césars
dans la capitale des Gaules, — on pourra facilement croire que l'architecte n'a eu d'autre
but que de suivre de la manière la plus exacte
et en les appropriant aux exigences des mœurs
et des circonstances actuelles, les dessins et
les instructions laissées par Vitruve.

II

LES BAINS DANS L'ANTIQUITÉ. — LES THERMES. — LE PALESTRE. — LES BAINS EN ORIENT.

La vie des anciens s'écoulait en grande partie au palestre, dans les exercices du corps et de l'esprit, et aux *thermes*, toujours bâtis près du palestre, où les pratiques balnéatoires enlevaient au corps toute trace de fatigue et de souffrance, rétablissaient le calme, l'énergie, l'harmonie dans toutes ses fonctions. C'était là qu'ils acquéraient cette pureté et cette élégance de formes que la statuaire antique n'a eu pour ainsi dire qu'à mouler sur le modèle vivant, pour nous léguer les types les plus sublimes du beau idéal. C'était là que leur organisation se développait, forte, énergique, robuste à ce point, qu'en lisant l'histoire de ces héroïques époques, on serait presque porté à croire que l'espèce humaine, usée par les passions, ruinée par les souffrances et la misère, vieillie par le temps, a dégénéré de génération en génération, si on ne savait que cet étiolement apparent ne provient que de la rupture d'équilibre que l'éducation et la fortune mettent, pour les uns, entre les exercices du corps et les travaux de l'esprit; pour les autres, entre les rudes et longues fatigues d'une tâche journalière et la réparation de forces qu'exige tout effort accompli. Cependant, la même séve vigoureuse qui coulait dans les veines de nos ancêtres les Gaulois coule dans les nôtres, et nous avons de plus qu'eux l'intelligence élevée et agrandie par les horizons toujours plus vastes que nous ouvre la science, et le bien-être que nous lègue le travail accumulé des siècles, fécondé et mieux distribué par la civilisation. Les causes du mal sont connues aujourd'hui; déjà elles s'affaiblissent et la durée de la vie moyenne s'accroît.

Les pratiques balnéatoires revenant dans nos mœurs et nos habitudes, contribueront de la manière la plus puissante à combattre deux des principales causes de l'étiolement, la fatigue constante et l'inactivité des fonctions cutanées.

Lorsqu'en Grèce le voyageur fatigué venait s'asseoir au foyer hospitalier, la maîtresse de la maison le conduisait elle-même au bain. Des bains publics s'élevaient dans toutes les villes grecques à côté des cirques ; les eaux de l'Eurotas alimentaient ceux de Sparte, il étaient assez vastes pour que les deux sexes pussent y nager. Platon recommandait que les bains fussent spécialement prescrits dans sa république, tous les législateurs antiques si habiles à mettre des pratiques purement hygié-niques sous la sauvegarde de la religion, ont fait des bains et des ablutions une des pratiques du culte. Les Védas, les rites égyptiens, la Bible, les prescrivent comme le Coran qui, avec les cinq ablutions journalières, fait du bain chaque vendredi une obligation pour tout vrai croyant. Mais le bain dans les habitudes des anciens comme dans celles de l'Orient, ne consiste pas seulement dans l'immersion plus ou moins pro-longée dans l'eau tiède de la baignoire., il faut, pour qu'il soit complet, que la sudation le massage, les frictions, les immersions et les ablutions entrent dans la purification ordonnée à la fois par la religion et l'hygiène.

Les bains publics découverts à Pompeïa et les descriptions de Vitruve permettent aujourd'hui de reconstruire de toutes pièces les thermes antiques. Cinq entrées s'ouvraient sur la rue ; trois étaient destinées aux baigneurs, deux aux esclaves et aux gens de service ; l'une d'elles donnait entrée dans les bains des femmes, qui n'avaient aucune communication avec le corps de bâtiment beaucoup plus vaste réservé aux hommes. Une cour intérieure, décorée de trois côtés d'une colonnade, conduisait à une salle d'attente dans laquelle se tenait le surveillant des bains.

De cette salle, après avoir acquitté le prix de son bain, on passait au vestiaire garni de trois côtés de siéges pour s'habiller et se déshabiller. Derrière chaque siége se trouvait une niche pour recevoir les vêtements, qui restaient sous la garde d'un employé spécial. Deux portes, distinctes de l'entrée générale et commune, conduisaient l'une dans le bain chaud, l'autre dans le bain froid, auxquels on se rendait lorsque la cloche donnait le signal.

On entrait au bain chaud par la chambre
tiède , où l'on maintenait une température
moyenne, afin de préparer le corps à supporter la violente chaleur qui régnait dans l'étuve.
Cette pièce, fort vaste, était pourvue de siéges
en bronze tout autour de l'appartement ; des
cariatides supportaient les corniches et for-
maient des compartiments où l'on déposait les
parfums et tous les objets qui servaient aux
baigneurs ; au fond, un réchaud dans lequel on
brûlait sur des charbons ardents, des écorces
et des résines odorantes, servait à la fois à
parfumer et à réchauffer l'atmosphère.

Le baigneur, lorsqu'il ne craignait plus d'a-
border une température plus élevée, entrait
dans le bain ou étuve parfois composé de deux
pièces, le plus souvent d'une seule divisée
en trois compartiments. A l'une des extrémité, une alcôve demi-circulaire pourvue de
siéges s'élevant en gradins au milieu desquels
jaillissait un jet d'eau chaude retombant dans
une vasque à bords recourbés et portée sur un
seul pied, servait d'étuve.

Au-dessus de cette vasque et au centre de la

voûte de l'alcôve, se trouvait une ouverture fermée par un disque en métal suspendu par des chaînes à contrepoids qui servaient à le baisser et à le relever à volonté pour renouveler l'air de la pièce.

A l'autre extrémité se trouvait, construit dans le plancher même de la chambre, le bassin d'eau chaude de forme ordinairement ovale comme nos baignoires et ayant au fond un degré qui servait de siége au baigneur quand il était entré dans l'eau. Le milieu de la pièce formait un espace vide garni de gradins et prenait le nom de chambre de sudation. Le parquet de la chambre était creux en dessous et soutenu par des piliers en brique; les murs étaient garnis de tuyaux. Dans tous ces conduits circulait l'air chaud fourni par un fourneau voisin.

En entrant, le baigneur se plongeait dans le bain, et, en ressortant bientôt, il s'appliquait à lever des poids et à faire des exercices gymnastiques pour provoquer la transpiration, que déterminait d'ailleurs la température de la pièce, il s'asseyait ensuite dans l'alcôve, sorte d'étuve où régnait une température encore plus forte et éprouvait une sueur abondante qu'il enlevait avec un strigile, et jetait sur lui de l'eau chaude, qu'il puisait avec les mains dans le bassin.

Au sortir de la chambre de sudation, on se rendait au bain froid, qui se composait de deux pièces séparées, l'une contenait le bassin rempli d'eau froide ou baptistère, espèce de piscine en marbre de forme circulaire et profondément creusée dans le sol, l'autre, pourvue de siéges, était simplement maintenue à une basse température.

Le baigneur rentrant ensuite dans la chambre tiède, se livrait aux mains d'un servant des bains qui, l'essuyant avec soin, exerçait sur lu de bienfaisantes frictions et l'oignait de parfums.

Lorsque le bain avait débarrassé les pores de tout corps étranger, qui pouvait les obstruer, et donné à la peau une énergie vitale activée par les frictions, ces onctions parfumées avaient la plus grande action sur l'organisme ; elles constituaient une des principales branches de la science antique, l'IATRALEPTIQUE,

que cherchent à faire revivre quelques-unes de nos plus illustres sommités médicales.

Après ces onctions et quelques instants passés dans une salle sèche, mais à très basse température pour donner du ton au corps et resserrer les pores, le baigneur retournait dans la première pièce, où le gardien des habits lui remettait les vêtements qu'il lui avait confiés.

Telles étaient les principales dispositions qu'on retrouvait dans tous les établissements de bains.

Les thermes, nous l'avons dit, furent un des grands luxes de la vie antique. Rome païenne fut la ville de tous les luxes et de tous les raffinements de la débauche. Austère et pauvre dans les premiers temps de la République, puis enrichie par la conquête, elle dévora dans une colossale orgie les dépouilles du monde, jusqu'au jour où l'invasion barbare fondit sur l'empire énervé, ne laissant que cendres et ruines sur son passage. Rome impériale comptait 850 bains publics dans son enceinte, et chaque riche citoyen eut en outre des bains particuliers dans sa maison. Ils employaient à embellir ces établissements toutes les ressources des arts et de l'industrie, les peuplaient de statues ; la plupart des chefs-d'œuvre qui enrichissent aujourd'hui nos musées ont été trouvés dans leurs ruines. Outre les pièces pour toute espèce de bains chauds, froids ou de vapeur, les thermes contenaient des salons de conversation, des bibliothèques, des galeries de tableaux, des appartements pour toute espèce de jeux et d'exercices, des promenades à ciel ouvert et ombragées, des corridors couverts, des portiques pour courir, sauter, se livrer à toutes sortes d'exercices gymnastiques, enfin toutes les dépendances qui pouvaient contribuer à procurer les jouissances intellectuelles et matérielles à une population riche et adonnée au luxe.

Chaque empereur, chaque grand personnage voulut doter Rome de thermes splendides, qui perpétueraient son nom et le souvenir de sa munificence. Qu'était-ce que cette dépense pour des proconsuls qui avaient pour la solder les richesses de dix provinces qu'ils pressuraient, pour des vainqueurs qui rentraient triomphants, traînant à leur suite mille chariots chargés de butin, fruit de razzias opérées sur les plus opulentes contrées du monde alors connu. Le Panthéon formait une des pièces des bains d'Agrippa. Michel-Ange fit une église, la plus grande qui soit à Rome, après Saint-Pierre, *Santa Maria di Angeli*, d'une seule salle des bains de Dioclétien, qui couvraient à la fois une partie du Viminal et du Quirinal. La profusion des parfums y fut surtout extrême; on attribuait à leurs aromes beaucoup de vertus que ne leur reconnaît plus la science; un patricien ou un riche affranchi mettait dans sa salle de bains le prix de dix de nos fortunes actuelles.

L'Orient a conservé cette passion des Romains pour les bains et les parfums. Là aussi, les ablutions froides et chaudes, le séjour dans des pièces fortement chauffées et dans des pièces tièdes s'y succèdent; les frictions, les massages, les onctions opérées par des mains habiles, accompagnent le bain, et un indicible bien-être, une vie nouvelle semble circuler dans les veines, lorsqu'un léger assoupissement, qui tient de la veille et du rêve, repose de ces douces fatigues. Le musulman passe volontiers sa journée entière au bain, causant, fumant, rêvant, avalant force tasses de café et de sorbets, et se nourrissant de fruits et de confitures, le tout au prix de quelques paras.

Pour la femme du harem, le bain est une volupté encore plus grande que le *kief*.

Après avoir franchi un péristyle où les suivantes la débarrassent de ses voiles et de ses vêtements, elle entre dans une pièce tièdement chauffée, où elle repose sur de moelleux coussins jusqu'à ce que, ses poumons respirant plus à l'aise, elle chausse des patins élevés et franchisse, appuyée sur des baigneuses, le seuil de la salle commune, où l'attendent ses compagnes.

Un jet d'eau fumante s'élance et retombe en pluie parfumée dans une large vasque en marbre blanc, qui occupe le milieu d'une salle octogone remplie d'une vapeur brûlante. Les vitraux coloriés d'une vaste coupole tamisent leur lumière sur la mosaïque que forme le pavé glissant et poli sur lequel elle s'avance craintive et oppressée.

Elle tombe défaillante sur un banc de porphyre ; mais une esclave a fait couler sur son corps un jet d'eau fraîche. Ce contact presque glacial lui a rendu l'énergie, et, acclimatée désormais, elle essaye son adresse à courir sur ses hauts patins, joue avec ses compagnes, fait couler elle-même l'eau, tantôt froide, tantôt tiède que versent des robinets placés aux angles de l'octogone, jusqu'à ce qu'une sueur trop abondante ait amené un peu de fatigue.

Une retraite discrète lui permet alors de donner à sa toilette intime les soins que lui prescrit le Coran. Puis, les baigneuses s'approchent, la couvrent d'une mousse savonneuse prestement essuyée et remplacée par des flots d'eau parfumée et la ramènent soutenue sous les bras dans la première pièce, d'où soulevant une draperie, elle entre dans le cabinet de repos.

Tandis qu'une suivante essuie ses membres et son corps, encore moites, et les sèche avec des pâtes qui remplissent ses pores d'essence de rose et de senteurs balsamiques, la main exercée d'une adroite baigneuse masse ses muscles, rend leur souplesse aux articulations et active la sensibilité de sa peau par de savantes frictions. Quelques cédrats, un tasse de sergin suffisent à son appétit ; d'une cassolette d'or s'exhale la fumée de sandal. La voluptueuse s'endort, rêvant à sa beauté et aux danses de l'almée qui égayeront son réveil.

Pauvre ou riche, chaque musulman court au bain le vendredi ; le prix n'en est jamais fixé par un tarif : le mendiant dépouille ses guenilles, se livre aux mains des baigneurs, dort sur le divan, fume le chibouck que le garçon lui présente bourré de latakiéh, avale son café brûlant et sort sans que nul ne songe à lui demander une rétribution pour l'avoir aidé à accomplir une prescription religieuse.

Les Romains avaient élevé des bains dans outes les cités gallo-romaines, et partout où oulent aujourd'hui des sources thermales, on est sûr de rencontrer des vestiges de ces antiques constructions.

L'habitude des bains et des étuves, un instant perdu après l'invasion des Francs, reprit vigueur lors des croisades. Des bains de vapeur ayant un grand rapport avec ceux d'Orient s'ouvrirent partout et, pendant tout le moyen âge, jusqu'à la fin du seizième siècle, on ne pouvait faire grand chemin dans Paris sans voir sur le pas de sa porte un baigneur qui, — enseigne vivante, — invitait les passants à entrer, criant : « Entrez, entrez, les étuves sont chaudes. »

Les noms de plusieurs rues indiquent encore la place de quelques établissements fameux. Du reste, les maisons des baigneurs ne furent pas seulement, dans le moyen âge, de simples établissements de balnéation, elles devinrent de véritables maisons de plaisirs, rendez-vous de la cour et de la ville, où, surtout sous les Valois, on accumula tous les raffinements du luxe de l'époque. Tout ce qui pouvait servir aux plaisirs s'y trouvait réuni, et les rois de France, depuis François Ier jusqu'à Louis XIV, dans sa jeunesse, en firent un des lieux peu discrets de leurs joyeux ébattements. Les maîtres baigneurs cumulèrent l'emploi de parfumeur et de chirurgien... Ambroise Paré était maître baigneur.

La rigidité hypocrite de la fin du règne de

Louis XIV tua ces sortes d'établissements.

Le roi, d'ailleurs, détestant l'eau et les parfums; chacun suivit son exemple ; la médecine elle-même crut ne plus pouvoir faire usage d'un moyen de guérir que repoussait le maître, et les étuves délaissées se fermèrent. Quelques établissements, pourvus d'étroites baignoires leur survécurent, et ce ne fut guère que sous le premier empire et sous la Restauration que les bains publics reparurent un peu nombreux.

Les bains Vigier , magnifique construction établie sur la Seine même, à l'exemple des bateaux de fleurs chinois, marquèrent une phase nouvelle dans l'industrie des baigneurs. Les bains de vapeur commencèrent à reparaître.

Les découvertes de Vincent Priestnitz ayant, à cette époque, ramené l'attention de la science médicale sur l'*hydrosudopathie*, comme la pratique hygiénique la plus sûre pour combattre la prédisposition aux affections organiques et le traitement le plus salutaire dans les maladies chroniques, quelques établissements se fondèrent sous le nom de bains russes, et bientôt Paris allait être doté de véritables thermes.

III

EFFETS PHYSIOLOGIQUES DES BAINS A L'ÉTUVE. — LA SUEUR. — LE RÔLE QUE JOUE LA TRANS- PIRATION DANS L'ÉCONOMIE. — MOYENS DE LA PRODUIRE. — SUDATION. — RÉACTIONS FROIDES ET CHAUDES. — IMPORTANCE DES ÉTABLISSE- MENTS THERMAUX POUR LA SANTÉ PUBLIQUE.

Nous avons attribué la pureté des formes et la robuste organisation des anciens princi- palement à leurs pratiques balnéatoires, et nous avons ajouté qu'en entrant dans nos ha- bitudes, les bains hydrosudopathiques contri- bueraient puissamment à nous délivrer de ces causes d'étiolement et de ces maladies chroni- ques qui sont l'un des fléaux de notre époque et font le désespoir de la médecine. A première vue, ces affirmations peuvent paraître exagé- rées, mais, pour l'homme de science, pour

celui qui les envisage en s'éclairant des don-
nées physiologiques, elles sont toutes simples,
toutes démontrées. Pour le médecin, comme
pour le physiologiste, les bains thermaux sont
appelés à rendre les plus grands services à la
santé publique, et à exercer la plus heureuse
influence sur le développement des généra-
tions.

« La vie, a dit Bichat, est une lutte constante contre la mort, » et M. Flourens, en assi-
gnant un siècle et demi comme terme moyen
à la vie humaine, a démontré que l'homme ne
devait attribuer qu'à lui seul, aux accidents
qu'il ne sait pas prévoir, aux circonstances so-
ciales au milieu desquelles il vit, à l'activité
fiévreuse qui le dévore, la courte durée d'une
existence que la nature lui réservait compara-
tivement si longue. Nous laissons aux siècles
futurs le soin de faire de ce monde un Eden
où nos arrière-petits-neveux, n'ayant plus
besoin, au milieu du bien-être général, de
dépenser leurs forces dans la bataille de la
vie, s'éteindront dans cette heureuse et calme
vieillesse que nous montre le savant physio-

logiste ; mais, sans avoir l'ambition de vivre cent cinquante ans , nous devons constater, avec la statistique et la science, que la vie moyenne s'accroît avec le progrès du bien-être et que des maladies diminuent et disparaissent devant l'embellissement de nos cités, l'assainissement des campagnes, le confortable et le luxe de nos demeures.

C'est en effet à l'hygiène de préserver la santé des mille accidents qui l'atteignent ; c'est à la médecine à la rétablir lorsqu'elle est atteinte , en attaquant la maladie dans ses causes, en enrayant son développement, en en faisant disparaître les suites. Or, l'hygiène et la médecine n'ont pas d'auxiliaire plus puissant que les bains thermaux, qui procurent au corps un bien-être incontestable et exercent à la fois une action dérivative, dépurative, calmante et tonique. Quelques explications fort simples suffiront pour faire comprendre ces actions différentes et pour faire apprécier leur portée.

La transpiration a lieu à la surface du corps et dans les poumons. De ce dernier mode pro-

viennent les vapeurs humides rejetées par la
respiration qui contiennent des matières pro-
venant des poumons et du sang et complétement étrangères à l'air qu'on respire. Si
cette transpiration pulmonaire est brusque-
ment supprimée ou empêchée par le froid, un
changement subit de température ou une cause
quelconque, les principes nuisibles qu'elle est
chargée d'expulser, restant dans les poumons,
y déterminent des rhumes, des catarrhes, des
fluxions, la formation des tubercules ; c'est l'o-
rigine de la plupart des maladies de poitrine
qu'il eût été très facile de guérir au début en
rétablissant par la chaleur de l'étuve, une
transpiration abondante qui délivre de la cause
du mal et exerce en même temps ce que les
médecins appellent une action dérivative par
l'excitation très grande qu'elle donne à la peau.
C'est ainsi qu'on guérit facilement avec un
seul bain thermal, des rhumes, des coryzas, des
affections aiguës qui pourraient devenir graves
et dangereuses, et qui n'avaient pas d'autres causes que la brusque cessation de la
transpiration ou de la secrétion des membranes

muqueuses pulmonaires, d'abord excitée, puis subitement arrêtée, sans réaction salutaire, par une cause quelconque.

La sueur est constituée par un liquide aqueux et incolore plus où moins abondant suivant l'âge, les tempéraments, les saisons, et composé de différentes matières suivant l'état de santé ou de maladie, et, dans ce cas, suivant le genre d'affection de la personne qui la produit. Aussi, peut-on reconnaître par son analyse, la maladie où l'état sanitaire de la personne sur laquelle on la recueille, et est-il matériellement prouvé qu'elle est toujours chargée des principes qui causent cette maladie. De là le grand rôle que joue la sudation dans la pratique médicale et tous les moyens pharmaceutiques qu'on met en usage pour développer une transpiration assez abondante pour qu'elle entraîne hors du corps les principes morbides, et rétablisse, par une réaction salutaire du pouvoir dermique, l'équilibre dans les fonctions vitales.

Parmi ces moyens, les uns consistent dans l'administration de certains remèdes ou boissons qu'on classe spécialement sous le nom de sudorifiques., ils produisent la transpiration d'une manière insensible ou sensible, et agissent soit en accroissant la force de la circulation, soit en stimulant d'une manière toute particulière les vaisseaux cutanés. Ils agissent aussi comme fluidifiants, c'est-à-dire en rendant plus légers et plus fluides, en dissolvant les matières qui tendent à s'épaissir et à former des dépôts morbides dans les organes, entravant ainsi la circulation, et exerçant une action infectante funeste sur ce qui les entoure.

Tous ces remèdes ont le même but principal, de déterminer une sueur abondante, qui entraîne et expulse par les pores les éléments morbides qui causaient les désordres organiques et viciaient le sang; et qui produise par un accroissement d'activité des fonctions de la peau, une réaction salutaire aux irritations intérieures. On exerce ainsi sur l'organisme une action dérivative et dépurative triplement puissante.

Mais la transpiration n'est jamais produite abondamment à l'aide de ces sudorifiques internes, sans occasionner une irritation nuisible des muqueuses, et souvent des désordres plus considérables. Un remède ne peut, d'ailleurs, s'appliquer qu'à un cas morbide bien déterminé; il serait imprudent et souvent dangereux de prendre à l'état de santé la plupart de ces substances. On a alors cherché à obtenir les mêmes effets par des moyens purement physiques, en imitant simplement la nature, et en plaçant le corps dans les conditions les plus favorables pour que la sueur arrive normalement en quantité suffisante et pendant un temps déterminé.

Les circonstances extérieures ont en effet, l'action la plus puissante sur les fonctions organiques de la peau. La chaleur dilate ses pores, et, par une action toute physique rendant plus fusibles et plus volatiles les substances solides et liquides qui circulent dans nos organes, rend l'exhalation plus rapide et plus abondante. Le froid, au contraire, en contractant la peau, ferme les pores et empêche ainsi également le pouvoir absorbant et le pouvoir exhalant de s'exercer. Les frictions excitent la

peau ; les substances liquides ou savonneuses
qui dissolvent les excrétions sébacées et la débarrassent de tous les dépôts que la sueur ou
le contact des matières étrangères a accumulés
à sa surface, rétablissent ses fonctions dans
leur état normal. Ainsi, pendant l'été, la peau,
naturellement dilatée par la chaleur, fonc-
tionne avec activité ; les transpirations sont
faciles et abondantes. Si la quantité de liquide
perdue par l'exhalation n'est pas compensée
par celle du liquide absorbé en boisson, les
sécrétions urinaires sont infiniment moindres ;
la transpiration s'opère alors lentement, d'une
façon pour ainsi dire insensible, s'évaporant
aussitôt qu'elle se forme ; elle sert à entretenir
dans l'organisme l'égalité de température, le
calorique qu'elle absorbe pour passer à l'état
de vapeur étant naturellement emprunté à la
chaleur du corps. Si le mouvement, l'effort,
la course, les boissons abondantes se joignent
à la température extérieure, la sueur perlant
en gouttes coule sur toutes les parties du
corps, et alors, outre l'action physique et ra-
fraîchissante qu'elle produit, elle amène l'ex-

crétion par les pores largement dilatés de tous les éléments impurs que veut rejeter l'organisme.

On comprend donc déjà combien le système de balnéation qui se pratiquait chez les anciens doit avoir sur l'état sanitaire une action puissante et efficace. On le sentira mieux en connaissant quels phénomènes déterminent sur nos organes les transitions du froid au chaud, le passage à divers degrés de température, les ablutions, les fumigations et les frictions qu'on y pratique.

Les bains à l'étuve exigeant des établissements spéciaux, on a dû chercher des moyens de déterminer chez le malade qui ne peut y être transporté des sueurs aussi abondantes que celles qu'il éprouverait dans des thermes. Deux méthodes sont le plus généralement employées : placé sur un siége, le baigneur est entouré de couvertures, de draperies, parfois d'une sorte de manteau imperméable en étoffe caoutchoutée, et, sous cette espèce de tente, au moyen d'une lampe à alcool ou d'un appareil de vapeur portatif, on obtient une chaleur très grande, qui peut se porter jusqu'à soixante degrés; la sueur coule abondamment de toutes les parties du corps, et au bout d'un temps plus ou moins long, le séjour de cette sorte de tente devient insupportable. On éteint alors la lampe ou l'on arrête la vapeur, et le baigneur, s'enveloppant dans des couvertures de laine, se met dans son lit, où la sueur continue abondante.

Un second moyen inventé par Priestnitz , contre lequel on cria fort d'abord, mais qu'on a fini par adopter pour tous les cas-extrêmes, consiste à plonger le malade dans un bain très froid , puis de l'envelopper de couvertures chaudes et de déterminer ainsi une réaction puissante. D'autres fois, on l'enveloppe en entier dans un drap mouillé d'eau glaciale et, l'entourant de couvertures, le couvrant d'étoffes chaudes, on le met dans son lit; il grelotte d'abord violemment, mais bientôt la réaction se produit, une chaleur intense se développe, et la sueur couvre toutes les parties du corps.

Ces méthodes, bonnes et très utiles dans des cas urgents, présentent cependant de graves

inconvénients et ne peuvent remplacer le bain
à l'étuve. Le séjour sur un siége au-dessous du-
quel jaillit la vapeur n'est pas agréable. La
chaleur très intense attaque plus vivement cer-
taines parties du corps que d'autres ; beaucoup
de personnes ne peuvent le supporter un temps
suffisant. Le grand inconvénient est de ne pas
pouvoir se débarrasser de la sueur ; elle sé-
journe sur le corps, imprègne bientôt les draps
ou les couvertures qui enveloppent le patient,
et un bain insupportable et malsain composé
d'un liquide acide, visqueux ou alcalin, chargé
des principes morbides de la maladie qu'on
veut chasser succède au bain de vapeur qu'on
s'est administré. Le contact des linges ainsi
mouillés surtout celui de la laine, irrite alors
la peau, qui reste molle, inerte, maladive,
après avoir dépensé un surcroît d'activité qui
a épuisé une énergie qu'aucune réaction n'est
venue ranimer.

Dans l'étuve, au contraire, la sueur est dé-
terminée par l'action de la chaleur, propor-
tionnée à l'effet qu'on veut obtenir et au tempérament de la personne. Le baigneur y est

libre de toute entrave, de tout vêtement : il s'y
asseoit, s'y couche ou agit à volonté, choisis-
sant sur les gradins le degré de température
qui lui convient. Il n'y entre qu'après qu'un
certain séjour dans une salle tiède l'a pré-
paré à affronter une haute température de
soixante à soixante-dix degrés ; la sueur coule
sur la peau, et les douches de pluie tiède ou
froide lui procurent par leur transition une
transpiration naturelle et abondante, et lui rendent au centuple l'énergie et l'activité dépensées.

Aucune préparation spéciale n'est nécessaire
pour faire usage des bains de vapeur, pourvu
cependant que des circonstances particulières
ne s'y opposent. On peut les prendre avec le
même avantage dans toutes les saisons et par
tous les temps, car on peut toujours se garan-
tir facilement des intempéries atmosphériques,
et après le bain de vapeur, on peut beaucoup
mieux supporter le froid, l'humidité, les brouil-
lards, à cause de la grande énergie qui a été
communiquée par le bain à tous les organes et
surtout à la peau. Toutes les heures de la journée sont également convenables, même après

le repas; car nous avons souvent remarqué que ces bains, loin de troubler la digestion, la rendent plus prompte et plus facile. Cependant, il est préférable, pour les personnes qui n'y sont pas encore habituées, qu'elles n'en fassent usage qu'une heure après le repas; et lorsqu'on est sujet aux insomnies, on peut les prendre le soir, afin de se préparer un sommeil paisible.

Pour confirmer les avantages des bains d'étuve, nous citerons à l'appui de l'expérience que nous en avons acquise, les témoignages de quelques-uns des médecins les plus distingués qui ont écrit sur ce sujet : « Lorsque la chaleur de l'étuve, dit le docteur Rostan, s'élève au-dessus de la chaleur naturelle, toutes les fonctions s'exercent avec plus d'aisance et de régularité. Tous les voyageurs qui ont pris de semblables bains de vapeur en ont fait les plus grands éloges ; tous s'accordent à dire que l'on se sent pour ainsi dire renouvelé, qu'on naît à une nouvelle vie. On est calme, dispos, toutes les fatigues ont disparu, les douleurs et les tiraillements de tous les membres sont remplacés par un sentiment de quiétude et par un bien-être indicible. » (*Dict. de méd.*, tome III, page 235).

« Au sortir des bains d'étuve, dit le docteur Rapou, on se sent délassé, calme, rafraîchi, plus dispos et plus léger ; il semble qu'il existe plus d'harmonie, et même l'équilibre le plus parfait entre les divers organes de l'économie, et l'état de quiétude et de bien-être général que font éprouver les bains de vapeur, les ont fait regarder par tous les peuples qui en ont fait et qui en font usage, comme une des plus douces jouissances de la vie. » (*Méthode fumigatoire*, tome I, page 70.)

Le même auteur dit plus loin : « Les femmes turques sont moins sujettes aux affections nerveuses que celles des autres climats, et particulièrement les Françaises, ce qui tient évidemment à l'usage habituel qu'elles font des bains de vapeur. » (Doct. Rapou, *Méthode fumigatoire*, tome I, page 183.)

Nous n'ajouterons rien aux témoignages si positifs des auteurs consciencieux que nous venons de citer, sur les avantages et les agréments de ce genre de bains. Pour l'observateur qui connaît les nombreux rapports qui lient le physique au moral, ces effets n'auront rien d'exagéré.

Ce bien-être se comprend par la facilité avec laquelle tous les fluides circulent, la régularité qui règne dans toutes les fonctions et la douce chaleur que le bain de vapeur répand dans tout le corps.

Il faut cependant avoir pris quelques bains d'étuve pour bien en apprécier tous les avantages. Le corps a besoin de s'accoutumer à cette série de phénomènes qui mettent en jeu les fonctions vitales. La crainte, l'inquiétude dont il est difficile de se défendre lorsque pour la première fois, on prend un bain qui n'est pas dans nos habitudes, empêche toujours un peu d'en goûter tous les agréments. Mais le baigneur doit éloigner toute appréhension, tout préjugé contre ce genre de bains, et l'aborder avec une entière confiance, afin d'en rendre l'usage plus profitable.

BAINS D'ANGOULÊME. — DESCRIPTION. — SALLE DE
SUDATION. — ÉTUVE. — DOUCHES SÈCHES, HU-
MIDES ET AROMATIQUES. — PLUIES ET LAMES.
— SALON. — BAINS RUSSES. — BAINS ORDINAIRES.

Il est nécessaire , pour le bien-être des
populations , de multiplier les bains à bas
prix , pour que la propreté , cette condition
expresse de la santé, ne soit plus une vertu
trop chère pour la bourse de l'ouvrier. Mais les
conseils d'hygiène reconnaissaient depuis longtemps que le simple bain pris dans une baignoire, quoique éminemment salutaire, n'était
pas suffisant pour enlever la fatigue d'une semaine de labeurs, débarrasser la peau de tous
les dépôts que la sécrétion cutanée et le contact des corps étrangers a accumulés dans ses
pores, et pour rendre aux fonctions organiques

le *calme* et l'*activité* normales qui constituent
la santé.

Les heureux du monde, maîtres de leurs loi-
sirs et de la fortune, ne faisant d'autres efforts
que ceux que demande le plaisir, entourés de
toutes les délicatesses d'un bien-être raffiné,
pouvant, au saut du lit, passer une heure dans
leurs confortables cabinets de bains, courant
l'été, d'Ostende à Biarritz, de Spa aux Pyré-
nées, peuvent fort bien ne pas sentir la né-
cessité d'étuves populaires établies à Paris.
Mais en voyant le rachitisme courir nos rues,
en visitant les établissements où se trai-
tent les maladies dermiques, en voyant les
affections chroniques qui naissent de la négli-
gence ou de la misère se multiplier sous
toutes les formes, le penseur, l'hygiéniste, le
médecin, le philanthrope, s'étonnaient que l'industrie privée ne cherchât pas à fonder dans
les quartiers populeux de vastes et commodes
établissements, où, pour une modeste rétribution, chacun pût user librement de toutes
les ressources de la balnéation.

C'est dans cette pensée qu'ont été créés

les *bains d'Angoulême*, au milieu du quartier industriel le plus activement laborieux et un des plus peuplés de Paris. S'il n'a pas le luxe des anciens thermes, il offre toutes les ressources d'une hydrothérapie plus savante, plus rationnelle et plus ingénieuse ; et rien de ce qui peut servir au confort bien entendu, sans entraîner à un luxe qui ne permettrait plus la modicité des prix, n'y a été négligé.

Il offre cinq parties distinctes ; les bains de vapeur en étuve commune, les bains de vapeur en étuve particulière ou bains russes, les fumigations, les bains de propreté ordinaires à l'eau de Seine et les bains médicinaux de toutes sortes.

Les bains, étuves et cabinets hydrothérapiques réservés aux dames sont complétement indépendants et séparés de ceux des hommes.

La partie la plus remarquable, celle surtout qui peut servir de modèle à tous les établissements qui se créeront pour répondre à une habitude salutaire qui se répand tous les jours de plus en plus dans toutes les classes, ce sont les bains communs, dont les dispositions répondent de la manière la plus heureuse à celles des anciens thermes romains.

Lorsque le préposé aux bains a reçu le cachet qui, moyennant la modique somme de *soixante-quinze centimes*, permet d'user comme il convient au baigneur de toutes les ressources balnéatoires de l'établissement, et de passer dans les salles le temps qu'il lui plaît, on est introduit dans une salle qui remplace le vestiaire latin et l'on change ses habits confiés aux soins d'un gardien contre une courte tunique obligatoire dans l'établissement; puis on pénètre dans une vaste pièce chauffée à une température déjà élevée et qui figure assez la salle tiède des bains antiques; de nombreux bancs à dossiers élevés et formant des siéges à compartiments y sont établis; on s'asseoit et bientôt la moiteur qui vous couvre et la respiration moins oppressée indiquent au baigneur que son corps et ses poumons sont acclimatés à une température de quarante-cinq degrés.

Il passe alors dans la pièce principale et la plus remarquable : l'étuve.

C'est une salle quadrangulaire de cinq mètres d'élévation et cubant deux cent cinquante mètres d'air respirable.. Elle prend jour par le haut, et un disque ouvert et fermé à l'aide d'un mécanisme à contrepoids permet de renouveler l'air à chaque chaude nouvelle, c'est-à-dire toutes les vingt minutes. Des gradins s'élèvent du sol jusqu'à une hauteur de trois mètres, lorsque la vapeur remplit l'étuve, une température moyenne de soixante degrés y règne, naturellement moins élevée près du sol, plus haute au fur et à mesure qu'on monte les gradins, arrivant à plus de soixante-dix lorsqu'on parvient sur les derniers. Les baigneurs peuvent ainsi choisir le degré qui leur convient et le supporter le temps qu'ils veulent, assis ou étendus sur les marches ; rarement ils y passent plus de vingt minutes, ce temps est suffisant pour déterminer la transpiration la plus abondante. Pour faciliter la transpiration et afin de mieux supporter la chaleur de l'étuve, on peut aller prendre des douches d'eau froide plusieurs fois même pendant la durée de la chaude; après laquelle la vapeur est complétement chassée, l'étuve lavée et l'air renouvelé.

De l'étuve les baigneurs passent dans la salle des ablutions ou de l'hydrothérapie.

Là, d'ingénieux appareils, qu'ignoraient les anciens, et dont la description écrite ferait difficilement saisir le mécanisme un peu compliqué, permettent de faire des applications d'eau froide ou chauffée à toutes les températures, en douches ascendantes, horizontales ou verticales, en pluie tombant de toutes les hauteurs, en jets, en lames coulant avec toutes les forces, de manière que le liquide atteigne et couvre toute la périphérie du corps ou qu'il arrive sur la partie seule qui doit recevoir son action.

Une de ces douches, la douche circulaire ou en colonne, est surtout remarquable; elle se compose d'une suite de cercles superposés et s'élevant en colonne à une hauteur d'environ cinq pieds; le baigneur se place dans ces cercles, fait jouer le levier d'un robinet et aussitôt une pluie, composée de quatre mille jets horizontaux, s'élançant de chacun des cercles, le couvre des épaules aux talons, tandis qu'il peut s'il le désire, faire couler sur sa tête les effluves d'une pluie abondante, en donnant à l'eau la force et la pression qui lui conviennent.

Des frictions au savon et à la brosse, habilement faites par les servants des bains, débarrassent la peau de tous les dépôts que la sueur ou le contact des corps étrangers peut y avoir faits, et lorsque les douches de vapeur sèche et aromatique, la succession des ablutions froides et chaudes ont rendu aux fonctions dermiques toute leur énergie, on passe dans la salle de sudation chauffée de quarante-cinq à cinquante degrés. Assis dans sa stalle ou étendu sur un lit de repos, on attend que la sueur abondante qui coule de tout le corps ait produit un peu d'affaissement et de fatigue, bien vite changé par une ablution d'eau froide en impression tonifiante par la réaction subite et bienfaisante qu'elle produit.

Un lit de repos procure alors un sommeil réparateur, ou, plus communément, on passe dans le salon qui remplace la salle d'attente des bains antiques; meublé de tables, de di-

vans et de siéges commodes, permettant le
laisser-aller auquel on a droit lorsque, enve-
loppé d'un peignoir comme dans la toge antique et les sandales aux pieds, on se repose des
fatigues du bain, en demandant au buffet toujours bien pourvu une réfection que le robuste
appétit acquis nécessairement dans les exercices
balnéatoires a rendue bien légitime. Des jour-
naux, des revues, des albums garnissent les
tables. Certains baigneurs réfléchissent profondément sur le coup d'échec qui amènera le
mat ; d'autres remuent bourgeoisement les do-
minos ; quelques-uns tiennent les cartes ; plus
loin, une causerie animée s'établit auprès d'un
monsieur qui épanouit son embonpoint dans
une douce somnolence, et tous ces groupes de
gens dormant, causant, mangeant, jouant, se
drapant dans des poses sculpturales et dans le
simple appareil de baigneur qui tient le milieu
entre la tunique et le paletot, présentent l'as-
pect le plus pittoresque et le plus réjouis-
sant.

Quelques instants passés dans cette pièce et
après que le corps a repris le degré de cha-

leur naturelle, on peut quitter l'établissement sans craindre les effets de l'air extérieur ; on ressent une douce tendance au repos, et on éprouve un sentiment de calme et de bien-être qui indique l'harmonie qui existe dans toutes les fonctions de l'organisme.

Des étuves particulières ou bains russes, ayant chacune son cabinet avec lit de repos, sont disposées pour les personnes qui préfèrent l'isolement au bain en commun, et les mêmes ressources, douches sèches et humides à la vapeur, douches aromatiques, pluies d'eau à toutes les températures, douches en lames, etc., sont également disposées dans chaque étuve particulière.

Les maladies qui affectent plus spécialement les femmes sont aujourd'hui traitées avec succès par l'hydrothérapie ; pour toutes ces applications *l'établissement de la rue Pierre-Levée* possède des pièces spéciales, pourvues de tous les appareils convenables et desservies par des personnes habiles à ce service et habituées à suivre les instructions et les ordonnances que peuvent leur donner les médecins.

Nous avons tenu d'une manière toute particulière à la bonne organisation d'un service
aussi délicat.

Ces bains et ces diverses applications, entrant ainsi dans les pratiques journalières des
établissements thermaux , ne seront pas le
moindre des services rendus à la santé publique.

Les fumigations aromatiques et sulfureuses
complètent avec les bains composés de toute
sorte, ayant les propriétés hygiéniques, médi-
cinales ou simplement agréables, appropriées
aux besoins ou au goût des personnes qui se
présentent, l'ensemble des moyens hygiéniques
ou curatifs que peut aujourd'hui offrir un établissement modèle.

Le vrai luxe d'un tel établissement, c'est la
commodité, le confortable, la propreté, l'aisance des services, l'abondance des eaux et de
la chaleur, la diversité des ressources balnéatoires : c'est le seul qu'on ait cherché dans les
Bains d'Angoulême, destinés à une classe assez
intelligente pour apprécier et savoir jouir de
toutes les délicatesses que pourrait donner la
fortune, mais active, sage et laborieuse avant

tout, et sachant ne désirer que le confortable et la petite part du superflu auquel tout travailleur a droit lorsqu'il ne lui sacrifie ni son bien-être journalier ni celui de sa famille. Depuis deux ans à peine, ses salles se sont ouvertes, et déjà la nombreuse clientèle qui s'y presse les fait trouver étroites, et les médecins sont unanimes pour proclamer les services qu'il a rendus. Des baigneurs appartenant à toutes les classes lui arrivent aujourd'hui de toutes parts ; ce succès est le plus éclatant témoignage qui puisse être rendu des bienfaits que la santé publique est en droit d'espérer des pratiques hydrosudopathiques entrées dans nos mœurs et dans nos habitudes.

Pour compléter cet opuscule, nous devrions peut-être chercher la nomenclature des affections contre lesquelles les bains thermaux réussissent le mieux ; plus d'un lecteur, à coup sûr l'y cherchera. Nous craignons, en le faisant, de trop empiéter sur le domaine de la science médicale. Pour ce qui est des généralités hygiéniques de l'action ou plutôt des effets différents produits par la balnéation sur l'organisme, nous avons pu en parler comme d'une chose que chacun est bien obligé de connaître ou d'apprendre dans ce siècle dont la vulgarisation de la science est un des caractères les plus saillants. Mais pouvons-nous dire pour telle ou telle maladie allez aux thermes, vous y trouverez la guérison? C'est au médecin qui apprécie à la fois la na'ure du mal, son développement, le tempérament de l'individu et les circonstances qui ont une action directe sur la maladie, sa recrudescence ou sa guérison, c'est au médecin seul, disons-nous, qu'il appartient d'apprécier le traitement qui convient et de guider le malade.

La clientèle des bains thermaux est d'ailleurs surtout composée de gens bien portants. Parce qu'on a l'habitude de les voir triompher d'une foule de maladies, il ne faut pas seulement les considérer comme un remède ; nous ne craignons pas au contraire d'avancer qu'ils tiennent le premier rang comme bains de propreté, d'agrément, et comme moyen hygiénique. Si beaucoup de figures fatiguées, souffreteuses même, s'y présentent, il n'en sort que des visages joyeux, frais, épanouis. La balnéation, comme son nom l'indique, chasse la douleur; après le bain, chacun est heureux du bien-être qu'il éprouve. C'est ce qui, en si peu de temps, a rendu populaires les *Bains d'Angoulême*, c'est ce qui assure l'avenir des établissements thermaux.

Nous sommes industriel, et, comme tel, fort attaché à la prospérité d'un établissement dont la création nouvelle encore représente pour nous un capital considérable. Mais il s'agit d'une question d'hygiène et de santé publique, et devant elle tout intérêt particulier doit se taire. Il faut que l'expérience, la vue des bons résultats obtenus, l'exemple, fassent pénétrer partout les habitudes de balnéation.

Un bain par semaine, c'est le moins que puisse réclamer la propreté et l'hygiène, et en admettant que la moitié de la population de Paris accomplisse cette salutaire prescription, des établissements aussi nombreux, aussi vastes et aussi somptueux que les anciens thermes suffiraient à peine à la foule qui se presserait dans leurs salles. Déjà la science et l'administration ont fait tout ce qu'il était en leur pouvoir d'accomplir. Dans toutes les maisons de santé se trouvent des salles de sudation, des étuves, des bains. Lariboisière, Saint-Louis, ont à la disposition des malades nécessiteux des établissements *hydrosudopathiques*, les mieux pourvus en ressources et en appareils balnéatoires; et les rapports des médecins éminents qui les dirigent proclament les excellents résultats qu'ils donnent, les services qu'ils rendent. Mais le malade seul, le malade pauvre est reçu dans ces établissements. Le travailleur bien portant ne veut pas devoir à la charité publique les soins qu'il donne à sa santé, à sa personne. Son gain est suffisant pour les payer; il sait d'ailleurs que les forces et l'aptitude acquises au bain lui auront bientôt gagné la faible dépense qu'il lui occasionne. Si nous n'avions travaillé pour un public qui paye au centuple les services qu'on lui rend, nous regarderions presque comme un mérite d'avoir un des premiers cherché à rendre populaires des habitudes hygiéniques aussi salutaires et aussi efficaces.

TABLE DES MATIÈRES

—

Paris. — Imprimerie de Dubuisson et Cᵉ, rue Coq-Héron, 5